Médecine chinoise

Les 5 éléments, le Yin et le Yang

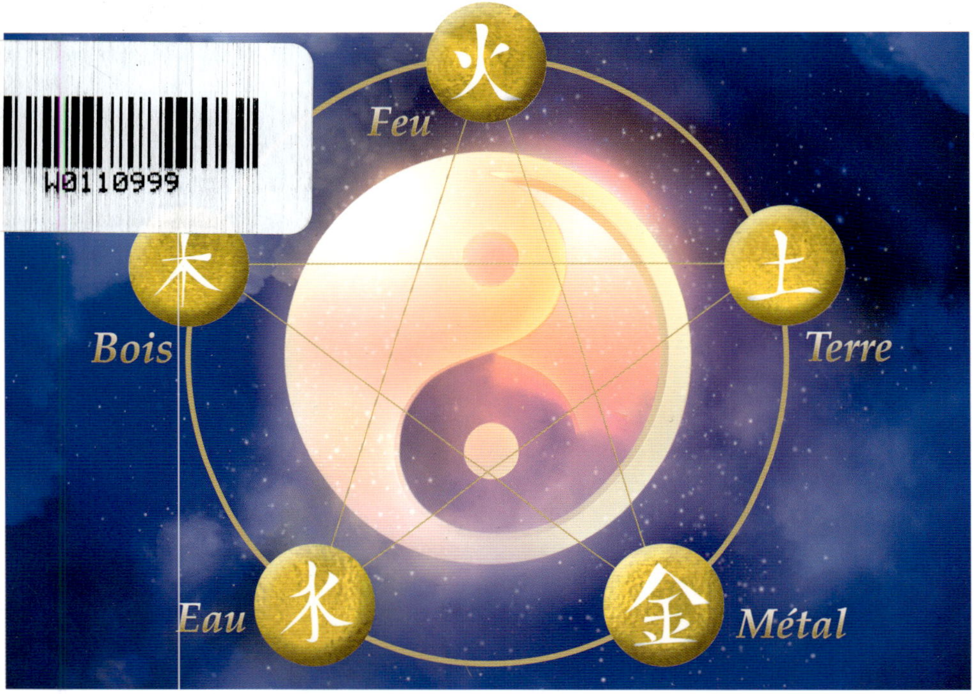

Vieille de plus de 3 000 ans, la médecine traditionnelle chinoise (MTC) est une médecine observant l'homme dans son environnement, au centre des Énergies du Cosmos ; elle répond aussi à une « théorie du fonctionnement de la vie en l'homme ».

Cette médecine place l'homme entre Terre et Ciel, au centre d'équilibres multiples, de circulations d'énergies subtiles, de relations avec des éléments internes (organes, mental, émotions...), de stimulations extérieures (saisons, climat...). La correspondance cosmique est omniprésente, elle se traduit dans les descriptions physiologiques et anatomiques, dans les relations énergétiques et dans les expressions symboliques. Le concept de « mouvement » illustre la relation « Énergie-Matière » autrement dit, l'énergie circulant au sein de la matière.

Le système des « cinq éléments » ou des « cinq mouvements » est un des principes de base de plusieurs disciplines de médecine chinoise dont l'acupuncture, la pharmacopée chinoise (médecine par les plantes chinoises) et la diététique chinoise.

AEDIS

À L'ORIGINE LE QI, LE YIN ET LE YANG

La tradition chinoise place le **Qi** (se prononce Tchi) ou les « **Souffles** » comme les éléments primordiaux présidant à toute transformation. Tout ce qu'il advient en un être au niveau physiologique, organique ou psychologique dépend du « souffle » également défini comme une **énergie primordiale.**

« *Le Qi est la substance matérielle primordiale ou, tout simplement, l'essence qui, par l'impulsion de son énergie, permet aux « choses » animées ou inanimées et aux organismes vivants du monde d'exister et de se développer sous les formes dans lesquelles ils se matérialisent...* » (Hiria Ottino, *Dictionnaire de médecine chinoise*, Larousse, 2001, p. 159).

Le Qi est une énergie qui s'écoule librement, à travers l'univers manifesté, tissant des réseaux complexes qui irriguent les différentes fonctions matérielles (organes...) ou immatérielles (émotions...).

Dans la tradition chinoise ; le Yin et le Yang (*Taï Chi*) représentent les « qualités binaires » du souffle originel. Le mouvement de la vie s'écoule entre ces deux pôles fondamentaux, ils en représentent les deux principes complémentaires plutôt qu'opposés car il s'engendrent mutuellement : **le Yin engendre le Yang, le Yang engendre le Yin**. Ainsi le Yin et le Yang représentent les deux tonalités ou les deux extrêmes d'un élément, ils coexistent souvent car chacune des forces se transforme progressivement en l'autre, du Yin vers le Yang et inversement.

Par essence, le caractère **Yin** est associé à la lune, la terre et l'eau, il représente **le caractère féminin** de la nature, le caractère **Yang** est, lui, associé au soleil, au ciel et au feu, il représente la part **masculine** de la nature.

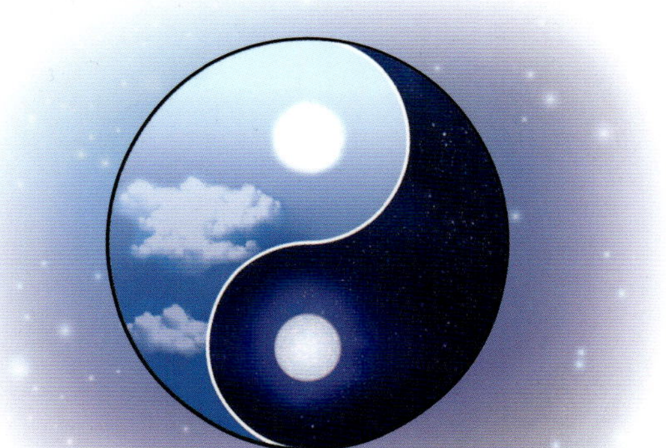

Symbole du Yin et du Yang appelé aussi Tao.

Toutes les choses et tous les phénomènes peuvent être traduits en ces deux aspects : un aspect Yin et un aspect Yang. Cela est directement lié à l'alternance des contraires, et représente le fondement même du mouvement perpétuel de l'univers. Le froid ne se perçoit que par rapport au chaud, la joie par rapport à la tristesse, le jour par rapport à la nuit. Le mouvement n'est perceptible qu'avec la référence de l'immobilité. Ainsi le souffle exprimé par les tonalités Yin/Yang se déploie dans l'espace, le temps, dans les éléments du vivant au cours des quatre saisons, et détermine tous les aspects et cycles de la vie.

YANG	YIN
Soleil	Lune
Versant ensoleillé	Versant ombragé
Ciel/aspect céleste	Terre/aspect terrestre
Lumière	Obscurité
Masculin	Féminin
Énergie	Matière
Feu	Eau
Été	Hiver
Sud	Nord
Est	Ouest
Jour	Nuit
Chaud	Froid
Destruction	Conservation
Force	Souplesse
Créativité/action	Réceptivité
Dynamisme	Lenteur
Mouvement	Repos
Plénitude	Vide
Actif	Passif
Partie externe du corps	Intérieur du corps
Haut	Bas
Concentré	Dilaté
Insomnie	Hypersomnie
Constipation	Diarrhée
Douleur brûlante	Rétention d'eau (œdèmes)
Amer	Doux
Alcalin	Acide

Si la théorie du Yin et du Yang est un des principes de base de la médecine chinoise, elle est également omniprésente dans la culture traditionnelle chinoise ; on la retrouve en agriculture, calligraphie, peinture, musique, architecture, cuisine, arts martiaux, jeux d'échecs...

RÔLE DE LA MÉDECINE TRADITIONNELLE CHINOISE (MTC)

La médecine traditionnelle chinoise est avant tout construite sur une vision ***cosmologique*** et ***énergétique de la vie*** qui décrit les processus générant les mouvements (animés par le Qi), les équilibres et les déséquilibres. Le corps humain est à l'image du cosmos ; « Les mouvements des souffles et des liquides dans un corps sont analogues à ceux observables dans l'univers. Les liquides organiques, par exemple, se vaporisent vers le haut ou s'écoulent vers le bas, comme les nuages s'élèvent vers le Ciel et la pluie descend sur la Terre. » (Élisabeth Rochat de la Vallée, *Les 101 notions-clés de la médecine chinoise*). Le corps humain est ainsi identifié comme un ensemble intégré dans un Tout, aux processus d'autorégulation universels.

Les principales thérapies de la médecine traditionnelle chinoise comme l'acupuncture, la diététique, le massage Tuina, la thérapie manuelle, la réflexologie et la pharmacopée chinoise sont basées sur les mêmes fondamentaux. Si cette médecine propose différentes voies thérapeutiques, son objectif premier est avant tout d'**entretenir la santé** et de **prévenir les maladies.**

RELATION AVEC LES MÉRIDIENS ET POINTS D'ACUPUNCTURE

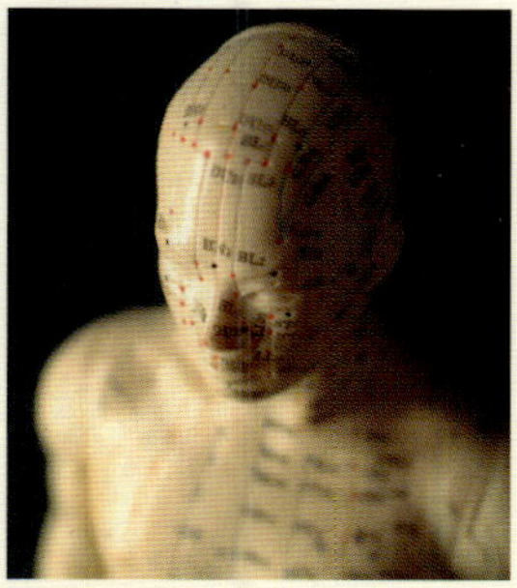

La théorie des cinq Éléments propose de traiter les déséquilibres en rétablissant les Cycles normaux d'engendrement et de contrôle. Une des régulations peut être opérée par l'action régulatrice des points d'acupuncture répartis le long des méridiens.
Les méridiens « réguliers » en lien avec les sphères organiques sont au nombre de 12.
Ils sont en relation avec une sphère organique spécifique, assurent la circulation des énergies Yin et Yang et se projettent soit aux membres inférieurs (les méridiens Zu), soit aux membres supérieurs (les méridiens Shou).
Sur les avant-bras et les jambes, se trouvent les points antiques qui agissent sur la qualité et la quantité de QI (Énergie)* qui circule dans les méridiens. Ils sont associés aux correspondances des 5 éléments (Bois, Feu, Terre, Métal et Eau) ; la médecine chinoise a décrit trois catégories de points : les points maîtres (BenShu), les points de tonification (BuShu) et les points de dispersion (XieShu).

La stimulation d'un point d'acupuncture sur un méridien peut répondre à différents objectifs :

- ➡ **Mobiliser** l'Énergie d'une sphère organique saine pour venir en aide à une autre ;
- ➡ **Disperser** l'Énergie présente en excès dans une sphère (révélée par des symptômes organiques ou des émotions…) ;
- ➡ **Tonifier** et libérer les flux d'Énergie vers une sphère où il y a une carence.

** La régulation de la quantité et de la qualité de l'Énergie (QI) agit également sur la circulation et les échanges du sang dans les sphères organiques.*

ÉLÉMENTS DE DIAGNOSTIC EN MÉDECINE CHINOISE

Le diagnostic en médecine chinoise repose sur 4 examens : l'inspection, l'écoute, l'interrogatoire et la palpation des 12 pouls chinois.

L'inspection relève d'une observation du sujet dans sa globalité (allure et posture générale) mais aussi d'une observation très précise « *inspection de près* » relative à l'expression du visage, des yeux, de la langue, des tics éventuels, de la densité et couleur de la peau, de l'étendue de la pilosité, des affections cutanées et de leur siège, des enflures, taches, aspect des orifices (nez, bouche, oreilles)…

Le thérapeute cherche à rapprocher le sujet d'une **typologie** caractéristique. Une première évaluation est effectuée par le rapprochement aux morphologies « théoriques » types Yin ou Yang, également à partir des typologies en relation avec les 5 mouvements, le diagnostic est ensuite complété par les symptômes du patient et par la prise de pouls.

➡ Morphologies YIN / YANG

· Morphologie	· Type Yin	· Type Yang
Taille	petite	grande
Corpulence	ronde	allongée
Musculature	couverte de graisse	saillante
Épaules	étroites	larges
Bassin	large	étroit
Taille pieds, mains	petite	grande
Attitude	recroquevillée	expansive
Port de tête	en avant	redressée
Gestes	lents, figés	sûrs, rapides
Démarche	lente, lourde	rapide, souple
Habitude vestimentaire	trop couvert	peu couvert

➡ Tempéraments selon les 5 éléments

L'élément qui domine dans le fonctionnement physiologique et énergétique de la personne donne au corps des caractéristiques ou influences spécifiques.

- **Le tempérament Bois** est généralement de grande taille et de grande carrure, mais ses mains et ses pieds sont de petite taille. Son teint est légèrement verdâtre, il aime s'habiller avec des vêtements de couleur verte, bleue ou marron.
- **Le tempérament Feu** a une corpulence trapue, des hanches, épaules et ventre ronds. Les extrémités sont de petite taille. Il a un tempérament très actif et aime s'habiller en rouge ou de couleur vive. Son teint est rosé à rouge.
- **Le tempérament Terre** est de taille moyenne, d'allure ronde. Sa tête est de grande taille, ses cuisses et sont ventre sont corpulents. Les extrémités (mains, pieds) sont de petite taille. Son teint est jaunâtre. Cet individu est maladroit, aux gestes brusques. Il aime s'habiller en jaune, orange et vert.
- **Le tempérament Eau** est longiligne avec des épaules étroites mais une tête plutôt grosse et un ventre corpulent. Ce sujet est toujours en mouvement avec des gestes saccadés et nerveux. Le teint est grisâtre ou sombre. Il aime s'habiller de couleur foncée ou noire.
- **Le tempérament Métal** a une corpulence bien proportionnée. La tête est plutôt de petite taille. La démarche est tranquille et les gestes légers sans empressement. Le teint est pâle ou blanc. Il aime s'habiller en blanc ou avec des couleurs claires.

À partir de ces tempéraments types, la médecine chinoise décline de multiples tempéraments en relation avec des expressions Yin / Yang vis-à-vis desquelles le thérapeute cherchera à rapprocher son patient. Ces morphotypes donneront en effet une indication au thérapeute car un morphotype plutôt Yin aura tendance à développer des pathologies de type Yin plutôt profondes et chroniques, alors qu'un individu de type Yang développera plus souvent des affections de type Yang plus aiguës, plus superficielles, mais pouvant se déclarer rapidement et intensément.

Manger de façon harmonisée, c'est-à-dire en mélangeant les saveurs pour qu'elles soient équilibrées au goût et en évitant les excès de l'une ou de l'autre permet d'harmoniser les fonctions d'assimilation, et d'équilibrer l'énergie des organes et les principes vitaux. En cas de maladie ou de déséquilibre, les saveurs des aliments peuvent être utilisées en médecine chinoise pour dynamiser ou renforcer un élément. *A contrario*, selon les mécanismes de physiologie et de médecine chinoise, un excès ou un défaut « de saveur » apporté par les aliments peut provoquer des symptômes et des maladies se rapportant à la fonction de l'organe concerné.

Par exemple, l'organe foie est relié aux tendons, aux muscles et aux yeux. Une consommation raisonnable d'aliments de saveur acide va tonifier l'organe et les fonctions du foie et permettre un fonctionnement équilibré des tendons et des muscles et une vision correcte. Par contre, une consommation insuffisante ou excessive d'aliments de cette même saveur peut entraîner une perturbation du foie pouvant se traduire par des crampes, des troubles de la vision…

· Saveur	· Élément	· Organe	· Action thérapeutique (selon la médecine chinoise)	· Troubles par excès ou défaut
Acide	**Bois**	Foie	*Libère la voie des eaux et tend à retenir ce qui s'échappe du corps en quantité excessive ; régule les sueurs profuses et les écoulements de type diarrhées, énurésie, hémorragies, leucorrhées, spermatorrhées.*	*Oliguries, anuries, raideurs musculaires, tendinites, crampes, remontées acides, œdèmes, tremblements, troubles de la vision.*
Amer	**Feu**	Cœur	*Lutte contre les assèchements et les échauffements, favorise les écoulements et la circulation du sang, stimule la digestion de l'estomac.*	*Vomissements, palpitations, dyspnées, frilosité, pâleur ou teint rouge, bouche sèche, excès de chaleur du corps, fatigue physique et psychique, éruptions cutanées, insomnie, agitation.*
Doux	**Terre**	Rate	*Apaise les tensions, desserre les pressions, calme les douleurs. Harmonise les 5 saveurs, agit comme un fortifiant de l'organisme.*	*Perte de tonus, manque de force, encombrements bronchiques, rhinites, sinusites. Spasmes, amaigrissement ou surpoids, hypoglycémie. Hypercholestérolémie, troubles du transit.*
Âcre et piquant	**Métal**	Poumon	*Fait circuler l'énergie et le sang dans le corps et les liquides du centre vers la superficie (la peau) et vers le haut.*	*Manque de tonus musculaire, contractures musculaires, distension abdominale, douleurs abdominales, douleurs articulaires et traumatiques, douleurs des règles, migraines.*
Salé	**Eau**	Rein	*Ramollit, empêche la formation de masses et d'indurations (kystes, lipomes, nodosités), oriente les écoulements vers le bas.*	*Constipation, fragilité osseuse, amaigrissement, difficulté à marcher, soif, troubles rénaux et cardio-vasculaires.*

***Mise en garde** : Les symptômes et signes d'excès ou de carence sont donnés à titre d'illustration, pour tout traitement médical, il convient de se référer à un professionnel de santé spécialisé. De même, toute utilisation importante voire excessive d'une même saveur peut avoir un impact sur la santé.*

***À savoir** : La saveur piquante est à éviter chez une personne faible et fatiguée, car elle risque de disperser son énergie déjà insuffisante. La saveur sucrée « va aux muscles » ; prise en quantité excessive, elle peut induire des faiblesses musculaires. La saveur acide doit être utilisée avec parcimonie en cas de douleurs chroniques. La saveur amère en excès est à éviter dans les maladies osseuses.*

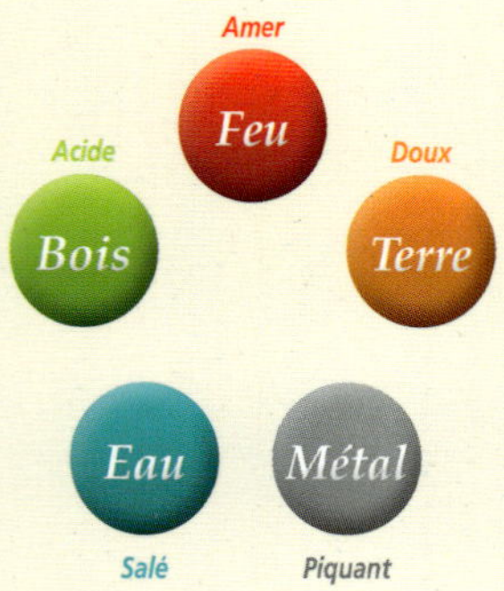

Sources des 5 saveurs

***Feu** : Blé, amarante, seigle, quinoa, abricot, ail, volailles, foie d'agneau et de volaille, grillades, mouton, café, vin rouge, thé vert, choux de Bruxelles, laitue, pissenlit, betterave rouge.*

***Terre** : Riz, orge, maïs, millet, polenta.*

***Métal** : Millet , riz.*

***Eau** : Soja, légumineuses, viande de porc, pigeon, fruits de mer, crabe, crevettes, huîtres, moules, poulpes, châtaignes, sarrasin, fèves, oignons, azuki, tamari, miso, algues.*

***Bois** : Haricot mungo, chou blanc.*

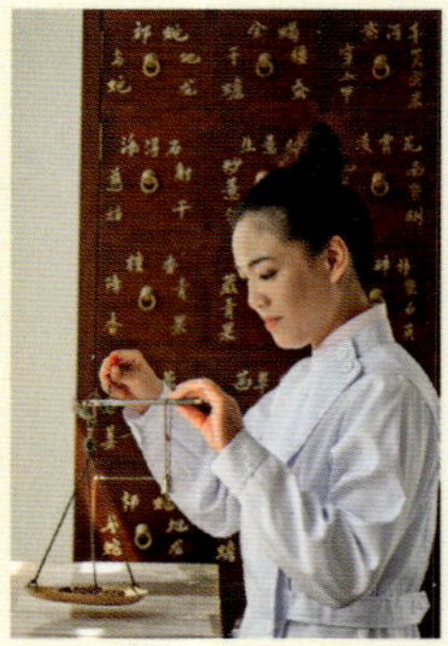

En diététique chinoise, les aliments sont utilisés comme traitements. Par exemple, le concombre traite la rétention d'eau, la pomme de terre soigne les ulcères de l'estomac, le kiwi stimule la digestion, la pêche est utilisée pour traiter la constipation, la mangue lutte contre les vomissements, la viande de mouton combat la frilosité, la viande de lapin fait descendre le taux de sucre dans le sang, la viande de caille traite les rhumatismes, l'œuf de caille prévient les allergies, le gingembre prévient et combat les intoxications alimentaires…

***À savoir** : Lorsqu'un organe est perturbé, il convient d'éviter la saveur qui correspond à l'élément qui domine cet organe (se référer au cycle de domination). Ainsi, si le foie est perturbé, il ne faut pas consommer d'aliments piquants, si le cœur est perturbé, il ne faut pas consommer d'aliments salés, si la rate est perturbée, il ne faut pas consommer d'aliments acides, si le rein est perturbé, il ne faut pas consommer d'aliments sucrés, si le poumon est perturbé, il ne faut pas consommer d'aliments amers.*

LES COMPOSANTES DES 5 ÉLÉMENTS

À chaque élément se rapporte une saison, une sphère organique précise (organes, viscères), un organe sensoriel, un caractère ou une humeur particulière, une vertu. Il sera stimulé par une saveur, une couleur, un climat spécifique… Chaque élément est ainsi composé d'un réseau de correspondances et d'affinités intégré à la physiologie médicale chinoise.

	Eau	*Bois*	*Feu*	*Terre*	*Métal*
• Saison	Hiver	Printemps	Été	Intersaison	Automne
• Direction	Nord	Est	Sud	-	Ouest
• Cycle 24 h	Minuit	Aube	Midi	-	Crépuscule
• Couleur	Noir	Vert, bleu	Rouge	Jaune, orange, marron	Blanc
• Organe (Yin)	Rein	Foie	Cœur	Rate, pancréas	Poumon
• Viscère(s) (Yang)	Vessie	Vésicule biliaire	Intestin grêle	Estomac	Gros intestin
• Tissus	Os, moelle	Muscles	Sang, vaisseaux	Tissu conjonctif et nerveux	Phanères (peau, poils)
• Ouverture sensorielle	Ouïe	Vue	Goût	Toucher	Odorat
• Sécrétions	Crachats	Larmes	Sueur	Salive	Mucus nasal
• Dynamique	Volonté	Imagination, mise en mouvement	Allégresse, action	Réflexion, intuition, analyse	Justice, instinct de conservation
• Vertu	Sagesse	Paix	Amour, compassion	Fidélité, relation de confiance	Romantisme, sens du devoir
• Sentiments	Indécision, peur	Colère, agressivité	Jalousie, possession	Obsession, soucis	Pleurs, tristesse
• Mouvement Réflexe	Frissons	Serrement	Oppression	Éructation	Toux
• Expression Réactivité	Froid	Vent	Chaleur	Humidité	Sécheresse
• Saveur	Salé	Aigre, acide	Amer	Doux sucré	Âcre
• Odeur	Putride	Rance	Brûlé	Parfumé	Piquant, odeur de cru

***À noter** : il peut exister des variantes selon les écoles, les correspondances présentées sont les plus communément établies.*

- **Le système des 5 éléments** met ainsi en relation des systèmes fonctionnels et physio-pathologiques avec un organe Yin (canalisant les énergies Yin) et un viscère Yang (canalisant les énergies Yang).
- **Le système locomoteur** est associé au Bois et à la fonction du foie et de la vésicule biliaire.
- **Le système circulatoire, système nerveux central et comportemental** est associé à l'élément Feu et à la fonction du cœur et de l'intestin grêle.
- **Le système digestif** est associé à la Terre et à la fonction de la rate, pancréas et de l'estomac
- **Le système respiratoire et cutané** est associé à l'élément Métal et à la fonction du poumon et du gros intestin.
- **Le système génito-urinaire et osseux** est associé à l'Eau et la fonction du rein et de la vessie.

Les 5 mouvements et entités viscérales influent également sur le **comportement psychologique**. Notamment, l'Eau est le siège de l'expression des peurs, mais aussi de l'ambition, des aspirations et des idéaux. Le Bois est l'expression des colères mais aussi de l'imagination et de la générosité. Le Feu peut être le siège de la jalousie et de la possession, mais aussi celui de la joie, de la vitalité et de l'entrain. La Terre est le siège des obsessions, mais cet élément favorise aussi la réflexion et l'expression de l'intuition. Le Métal peut être submergé par l'anxiété et la mélancolie, c'est aussi le siège de la volonté et de la justice.

ALIMENTATION : LE PRINCIPE DES 5 SAVEURS

En médecine chinoise, les saveurs sont liées aux qualités spécifiques d'un aliment et déterminent l'assimilation par l'organisme et le renouvellement des principes vitaux liés à un organe ou à une fonction. Ainsi, la « saveur » d'un aliment ou d'une plante correspond plus à ses qualités intrinsèques qu'à son goût effectif, bien que, dans la majorité des cas, les deux coïncident.

Il existe 5 saveurs en correspondance avec les 5 éléments :

L'**acide** correspond au Bois et régénère le foie. Le **doux** correspond à la Terre et régénère la rate. L'**amer** correspond au Feu et régénère le cœur. L'âcre (et le **piquant**) correspond au Métal et régénère le poumon. Le **salé** correspond à l'Eau et régénère les reins. Les 5 saveurs sont également nourries par les 5 éléments, la Terre nourrit l'aliment, l'Eau le lave ou participe à sa cuisson, la cuisson est effectuée par la chaleur du Feu et dans le Métal de la marmite…

Prise de pouls

Le développement du diagnostic énergétique par les pouls a été initié sous la dynastie confucianiste des Han (206 av. – 23 ap. J.-C).

La palpation des pouls chinois et l'examen de la langue ont longtemps été les outils de diagnostic privilégiés en MTC. La palpation des pouls chinois s'effectue sur **3 localisations par poignet et sur deux niveaux**, un niveau superficiel et un niveau profond. La palpation des pouls chinois permet de révéler la qualité et la quantité de l'énergie circulant dans les méridiens de chaque sphère organique. La qualité des pouls varie selon les saisons et selon l'âge ou le sexe de la personne.

Les pouls superficiels reflètent l'énergie véhiculée dans les **viscères Yang** (organes creux). Les pouls profonds traduisent les énergies siégeant dans les **organes trésors Yin**.

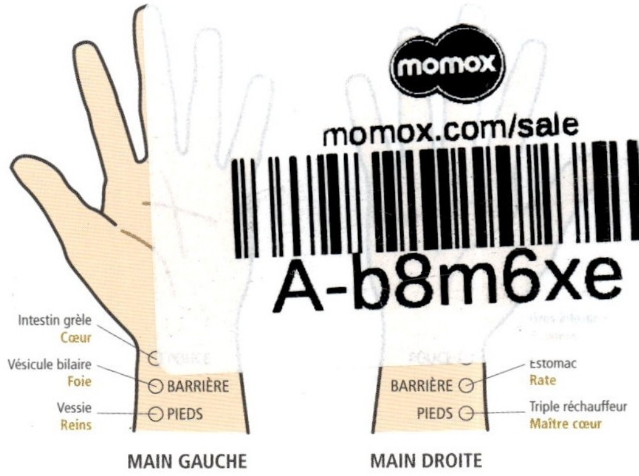

• Élément	• Viscère Yang	• Organe Yin	• Saison	• Qualité du pouls
Bois	Vésicule biliaire	Foie	Printemps	Tendu
Feu	Intestin grêle	Cœur	Été	Superficiel
Terre	Estomac	Rate	5e Saison	Moyen
Métal	Gros intestin	Poumon	Automne	Détendu
Eau	Vessie	Rein	Hiver	Profond, petit, dur

Typologies des 5 éléments*

• Typologie	• Méridiens	• Pouls	• Caractéristiques physiologiques	• Caractéristiques psychologiques
Eau Yin	Rein/Vessie	Lent, profond, petit, vide	Fatigue, passivité, hypotonie, paralysies	Émotif, timide, craintif, secret, facilement découragé, aime la consolation, manque d'enthousiasme, peureux
Eau Yang	Rein/Vessie	Rapide, plein, dur	Sclérosé, mouvement freiné	Passionné, cache ses émotions, introverti, autoritaire, sens du sacrifice
Bois Yin	Foie/Vésicule biliaire	Mou et glissant	Tremblements, hyperactivité, crampes, tics	Nerveux, anxieux, indécis, timide, agité, impatient, embellit la réalité, séducteur, besoin de changement, d'irréel, humeur instable
Bois Yang	Foie/Vésicule biliaire	Rapide, tendu en corde	Artérite, tendinite, insomnie, migraines	Alternances : enthousiaste, boute-en-train ou colérique, autoritaire ou émotif, nerveux et impatient voire impulsif, optimiste et anxieux, ne termine pas ce qu'il a commencé
Terre Yin	Rate/Pancréas/Estomac	Lent, profond ou mou	Rétention d'eau, vagotonie, tendance aux hypoglycémies	Indécision, insouciant, paresseux, négligent, manie le verbe
Terre Yang	Rate/Pancréas/Estomac	Lent, plein, glissant	Insuffisance vagale, tendance aux hyperglycémies	Fidèle, sociable, diplomate, moqueur, optimisme excessif
Métal Yin	Poumon/Gros intestin	Lent, profond	Dessèchement, fatigabilité, arthrose, traumatismes	Déprimé, solitaire, mélancolique, méfiant, justicier
Métal Yang	Poumon/Gros intestin	Détendu, flottant, plein	Toux, affections respiratoires et cutanées, constipation	Analyse de sang-froid, maîtrise de soi, diplomate, se tient sur la reserve
Feu Yin	Cœur/Intestin grêle	Lent, profond, lâche	Pathologies métaboliques du bon vivant	Sentimental, intériorisé, hypersensible, pessimiste, inquiet, idéaliste, persévérant
Feu Yang	Cœur/Intestin grêle	Rapide, superficiel, ample	Hypertonicité, contractures	Passionné, alternant joie excessive et tristesse, extériorisé, extraverti, possible fanatique

** Ces typologies sont données à titre d'illustration, la réalité présente des typologies réelles plus complexes intégrant des influences Yin et Yang de chaque élément associé.*

***À savoir** : Seul un praticien expérimenté en MTC peut effectuer un diagnostic précis du déséquilibre permettant de proposer des soins adaptés, car des symptômes identiques ou des maladies ressemblantes peuvent résulter de causes très différentes.*
Aussi, les pratiques d'automédication sont peu accessibles en médecine chinoise, par contre il existe plusieurs disciplines permettant d'observer une hygiène de vie et de prévenir de nombreux troubles. Il s'agit par exemple de la pratique du Qi Gong, du Tai-chi-chuan, de la réflexologie, ou encore des automassages chinois (Do-in).

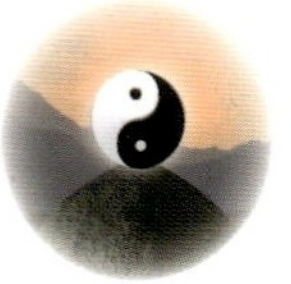

ISBN 978-2-84259-789-4

Texte : Cécile Decroix - Illustrations : © Fotolia, © iStock
Dépôt légal : 3e trimestre 2018
PRINTED IN FRANCE
9 782842 597894